ÉTUDE

SUR

UN NOUVEAU PROCÉDÉ CLINIQUE

DE

MENSURATION DU CŒUR

PAR

LE DOCTEUR ÉMILE CABAL

EX-INTERNE DES HOPITAUX DE LYON

PARIS

LIBRAIRIE J.-B. BAILLIÈRE ET FILS

19, RUE HAUTEFEUILLE, PRÈS LE BOULEVARD SAINT-GERMAIN

—

1879

ÉTUDE

SUR

UN NOUVEAU PROCÉDÉ CLINIQUE

DE

MENSURATION DU CŒUR

LYON. — IMP. PITRAT AINÉ, RUE GENTIL, 4

ÉTUDE

SUR

UN NOUVEAU PROCÉDÉ CLINIQUE

DE

MENSURATION DU CŒUR

PAR

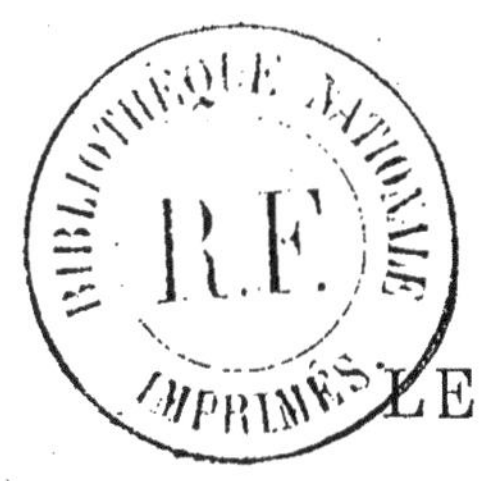

LE DOCTEUR ÉMILE CABAL

EX-INTERNE DES HOPITAUX DE LYON

PARIS

LIBRAIRIE J.-B. BAILLIÈRE ET FILS

19, RUE HAUTEFEUILLE, PRÈS LE BOULEVARD SAINT-GERMAIN

1879

ÉTUDE

SUR

UN NOUVEAU PROCÉDÉ CLINIQUE

DE

MENSURATION DU CŒUR

AVANT-PROPOS

Les parois du cœur peuvent être le siège de toutes les
lésions organiques ou vitales propres au tissu muscu-
laire; elles peuvent diminuer ou augmenter de volume.
La clinique a consacré à ces états particuliers du muscle cardiaque, des expressions spéciales, l'atrophie, l'hypertrophie du cœur. Tous les jours le clinicien peut constater l'atrophie remarquable du cœur, chez les tuberculeux
par exemple; tous les jours il recherche avec soin l'hypertrophie du cœur chez les sujets atteints de lésions val-
vulaires, de néphrite interstitielle chronique, etc., etc.
Cet état de l'organe central de la circulation a donc une
importance capitale; le pronostic, par exemple, n'est-il
pas bien différent, suivant que le médecin reconnaît une
simple insuffisance aortique sans hypertrophie ventricu-

laire, ou suivant qu'il se trouve en présence d'une insuffisance aortique compliquée d'une de ces hypertrophies
énormes qui ont fait donner à l'organe le nom de *cor
bovinum?*

La notion de l'état du muscle cardiaque est donc d'une
extrême importance ; elle fournit au praticien des indications et des contre-indications précieuses. C'est là un
fait évident, et je n'ai nullement la prétention de vouloir
l'apprendre au lecteur. Mais cette notion si précieuse,
est-on arrivé à l'obtenir en clinique d'un façon réelle -
ment satisfaisante?

D'un autre côté, il peut arriver fort souvent que le
cœur se déplace et perde complètement ses rapports nor-
maux. Un épanchement gazeux ou liquide dans la plèvre,
la rétraction du poumon infiltré de tubercules ou déformé
par la cicatrisation d'une caverne, toutes ces causes peuvent faire que le cœur changeant de place se transporte
en masse plus ou moins loin de sa place habituelle, soit à
droite ou à gauche, soit en haut ou en bas. La pointe qui
suit naturellement le reste de l'organe, va trahir, il est
vrai, ce déplacement ; mais cet indice, à lui seul, a-t-il
bien une valeur réelle ? Et même si l'on rapporte le niveau
du choc de la pointe à un point de repère, anatomiquement pris (Baccelli), aura-t-on conservé une notion bien
exacte de la nouvelle situation du viscère ? La percussion
ne vient-elle pas à notre aide aussi pour nous éclairer ?
Chacun estime qu'il en est bien ainsi. J'espère démontrer, dans le cours de ce travail, que c'est là une grosse
erreur.

Nous laisserons, bien entendu, de côté, les divers procédés de cardiométrie que l'on pourrait appeler anatomi-

ques, tels que celui de Leblanc d'Alfort (procédé hydros-
tatique), celui de Bizot (mensuration directe des diverses
lignes du cœur), nous ne traiterons que de ceux que la
clinique peut employer journellement, et que le praticien
peut facilement mettre à profit.

Quelle méthode alors faut-il donc suivre pour arriver à
mesurer le cœur? C'est là le but de ce travail. Je vais
essayer de passer en revue les divers procédés à l'aide
desquels les médecins ont mesuré le cœur; j'examinerai
avec le plus de soin possible leur méthode, je tenterai
une critique, peu autorisée peut-être, mais toujours de
bonne foi; enfin, je donnerai l'exposé d'un procédé nouveau qui appartient tout particulièrement à mon excellent
maître, M. le professeur Bondet, et j'ose espérer que
j'aurai, de la sorte, apporté mon modeste tribut à la
science, en publiant les enseignements que ce maître nous
a donnés à ce sujet.

Qu'il me soit permis, avant d'entrer en matière, d'exprimer à M. le professeur Bondet toute ma reconnaissance,
puisqu'il m'a suggéré l'idée de ce travail et m'a toujours
secondé de ses conseils autorisés et de sa profonde expérience.

Je dois remercier aussi mon ami, M. le Dr Garel, qui
a bien voulu mettre à ma disposition son talent bien connu
d'habile dessinateur.

CHAPITRE PREMIER

MÉTHODE DE LA PERCUSSION

Parmi les applications importantes que l'on peut faire
des sens, pour découvrir d'une manière moins douteuse
la nature et le siège des maladies, la percussion doit peut-
être occuper la première place, soit à cause de la multipli-
cité des affections thoraciques, soit à cause de l'exactitude
des rapports anatomiques. La méthode de la percussion
est déjà fort ancienne, elle remonte à 1760, et c'est à
Avenbrugger, qui s'en est servi le premier, que revient
l'honneur de sa découverte. Voyons comment elle a été
successivement employée à la mensuration du cœur.

Avenbrugger, son inventeur, l'emploie pour la recherche des variations de volume de cet organe ; il indique
bien que la percussion du thorax à gauche, révèle, par la
modification de la sonorité, la présence du cœur ; mais il
ne va guère au delà de cette donnée.

Il faut venir à Corvisart, le commentateur et le vulga-
risateur de sa méthode en France, pour voir cette dernière réellement mise à profit. Et encore, ce judicieux
praticien s'aperçoit-il tout de suite de l'insuffisance du

procédé. Il commence par déclarer que l'emploi de la percussion lui a été d'un grand secours dans la recherche des signes diagnostiques des maladies du cœur. Mais il ajoute bientôt après : « Le son produit, lorsqu'on frappe la partie occupée par le cœur est *extrêmement variable*. Il est certains individus très-maigres, dont le cœur est naturellement d'un petit volume, chez lesquels la présence de cet organe derrière la paroi thoracique semble n'apporter aucun changement dans le son qu'on obtient en percutant la partie qu'il occupe. Il en est d'autres, au contraire, d'un tempérament disposé à l'empâtement, dont la poitrine est toute recouverte d'un espèce d'embonpoint considérable, ou qui ont le cœur environné de graisse, chez lesquels la percussion dans cet endroit, ne peut amener presque aucun son. » Quoi qu'il en soit, et malgré ces réserves de Corvisart, la méthode de la percussion était connue ; elle s'imposait par les résultats incontestablement sérieux qu'elle fournissait chaque jour dans le diagnostic et nous allons voir toute la série des médecins, depuis Corvisart jusqu'à nos jours, préconiser, et employer journellement la méthode, quelques-uns mêmes la perfectionnant et la rendant aussi scientifique que possible.

Disons toutefois que Laennec, qui a, du même coup, créé et porté si proche de la perfection, l'art de l'auscultation, Laennec, dis-je, n'a pas toujours paru être un grand partisan de la percussion dans les maladies du cœur. Ainsi, à propos des signes physiques de l'hypertrophie du cœur, il avoue que le percussion et l'application de la main à la région du cœur, sont bien des moyens d'exploration préférables aux signes fournis par le soulèvement plus ou moins violent de la paroi thoracique sous l'impulsion cardiaque ; mais il déclare que « ces moyens d'exploration deviennent tout à fait nuls dans beaucoup de cas et surtout pour peu que le sujet soit gras ou infiltré. » Ailleurs, du reste, il est plus explicite encore ; il affirme qu'il est impossible d'indiquer géométriquement les proportions du cœur, et c'est alors qu'il donne son fameux procédé pour pressentir le volume du cœur, procédé que je discuterai pas, car il a été trop souvent et trop justement critiqué, mais que je tiens seulement à rappeler en deux mots : « Le cœur, y compris les oreillettes, doit avoir un volume un peu inférieur, égal, ou de très peu supérieur *au volume du poing du sujet.* »

Mais voici maintenant l'illustre professeur Bouillaud (1846). La méthode de la percussion atteint avec lui toute la rigueur et toute la perfection dont elle est susceptible. Il ne pouvait en être autrement de la part de celui qui a tant fait pour agrandir et étendre nos connaissances dans le vaste champ des maladies du cœur. Bouillaud élève donc la méthode d'Avenbrugger à la hauteur d'un procédé absolument scientifique ; il l'expose *ex professo* (Cliniques médicales) et dans son ouvrage de nosographie médicale. Pour lui, l'étendue de la matité précordiale (*Nosographie médicale*, tome IV), est rigoureusement proportionnelle au volume du cœur. Dans les cas extrêmes, elle peut être de quatre ou cinq pouces, dans les divers sens de cette région. « Tel est le rapport qui existe entre l'étendue de cette matité et le volume du cœur que, sur le vivant comme sur le cadavre, nous avons, dit-il, par le moyen de la percussion, déterminé avec une exactitude presque géométrique le volume du cœur. — Il va plus loin : « A l'aide de ce mode d'exploration, secondé par la palpation et l'inspection des battements du cœur, très souvent aussi, et à la grande surprise de quelques spectateurs, nous avons, avec une précision qui ne laisse rien à désirer, déterminé, *diagnostiqué*, pour ainsi dire, le poids du cœur. »

Nous verrons bientôt que Bouillaud exagérait beaucoup la perfection de la méthode ; entre ses mains habiles et constamment exercées, elle a pu donner des résultats magnifiques, exceptionnels ; mais je doute que la majorité des praticiens puisse établir sur elle seule les bases d'un diagnostic rigoureux.

Piorry, lui, vient encore surenchérir. Tout le monde connaît la prétention qu'il avait de déterminer avec son plessimètre les limites des organes, et cela avec la précision la plus parfaite, je suis tenté de dire avec une précision infaillible. C'est ainsi qu'il croyait réellement dessiner, sur la paroi thoracique, et devant ses élèves émerveillés, les contours des quatre cavités du cœur. Malheureusement il ne faisait en cela que commettre une grosse erreur anatomique : les quatre cavités du cœur sont, non pas juxtaposées, sur le même plan, mais bien superposées. Il n'est nul besoin de plus amples commentaires.

A partir de ce moment, tous les auteurs emploient à l'envi la méthode si brillamment préconisée ; elle devient, elle est encore classique. Tous les écrivains qui se sont occupés spécialement des maladies du cœur, l'indiquent sans faire à ce sujet des considérations nouvelles. Citons Auburtin (1855), Stokes (1864) Botkin (1870), Barth et Roger, Woillez, Jaccoud. Ce dernier insiste d'une façon toute particulière sur la façon de délimiter le cœur. A ses yeux, la détermination précise du volume du cœur est une chose si délicate ,qu'il ne craint pas de consigner dans une longue note spéciale, toutes les précautions qu'il faut prendre pour éviter les causes d'erreur. Il ne se contente pas de rappeler les rapports d'ensemble du cœur, il s'applique à faire connaître ceux des quatre cavités et des quatre orifices. Il semble que le clinicien, muni de ces jalons, peut aller avec sécurité et dessiner sur les thorax l'image du viscère. Eh bien! Jaccoud fait encore des réserves : « La percussion précordiale complète, dit-il, est encore pleine de difficultés et d'incertitudes. »

Nous connaissons donc maintenant le procédé de la percussion du cœur; nous l'avons vu signalé pour la première fois par Avenbrugger, se propager avec rapidité dans les diverses écoles médicales ; nous avons assisté à son perfectionnement, nous l'avons montré acquérant le titre de méthode scientifique entre les mains de Bouillaud et plus tard, de tous le maîtres dans l'art de la médecine. Aujourd'hui on en fait un usage journalier ; les hommes les plus autorisés en font à tout instant comme la base de leur diagnostic. Et cependant, lorsqu'on y regarde de près, quelle incertitude ne laisse-t-il pas dans l'esprit de l'observateur sévère! Que de points douteux, que de lacunes ! On sent que la précision fait défaut et qu'on est bien loin de l'exactitude que l'on acquiert dans l'exploration analogue des maladies du poumon ou de la plèvre. Ces défauts de la méthode à quoi tiennent-ils ? Quels sont-ils ? Je vais essayer de le faire voir.

Et d'abord, à l'état normal, il est des causes qui vicient profondément les résultats de la percussion. Tout le monde sait que le poumon gauche, excavé pour rece-

voir le cœur, le recouvre en partie, que tantôt son bord
antérieur vient à peine effleurer l'oreillette gauche, que
tantôt ce même bord s'étale assez loin sur la surface ventriculaire. De l'épaisseur de la lame pulmonaire ou de son
petit volume il résultera donc à la percussion soit une sonorité exagérée, soit une matité plus ou moins étendue.
Comment éviter cette cause d'erreur ? C'est matérielle-
ment impossible.

Mais s'il en est ainsi à l'état normal, ce sera bien pis
encore dans les cas pathologiques. Supposons un instant
que la lame pulmonaire qui recouvre le cœur soit densifiée
et épaissie par l'infiltration tuberculeuse, ou que le côté
gauche du foie hypertrophié s'étende bien au delà de ses
limites normales, ou qu'un épanchement distende la
plèvre gauche : quelles données va pouvoir nous fournir
la percussion ? Qui dira où s'arrête le bord du cœur ? quelle
notion aurons-nous de son volume ? Une matité à forme
plus ou moins bizarre, une matité à limites vagues et essentiellement différente suivant les cas, voilà tout ce que
nous obtiendrons.

Une autre cause d'erreur est la suivante, et elle est
très réelle ; Friedrich la signale avec raison, et s'y étend
longuement : je veux parler de la difficulté que l'on a à se
rendre compte, en percutant, de la nature des parties
sous-jacentes au sternum. Ce qu'il y a de certain, c'est
qu'il y a un désaccord complet entre les rapports anatomiques réels et les résultats de la percussion sternale. Tandis, en effet, que l'anatomie nous montre le cœur droit en
rapport avec la partie inférieure du sternum, la percussion ne révèle pas toujours un changement de son propor-
tionnel à ce rapport. Probablement grâce à une propriété

vibratoire spéciale du sternum, celui ci donne, dans la plupart des cas, dans toute sa largeur et dans la majeure partie de sa hauteur, un son de percussion clair et plein, de telle sorte que, dans les conditions normales tout le segment du cœur droit qui est situé derrière le cœur droit ne peut pas être dénoté par la percussion.

D'autres fois on trouvera, en percutant dans la région de la pointe et bien au-dessus du niveau du choc, on trouvera un son accompagné d'un retentissement un peu tympanique ; c'est l'estomac dilaté par les gaz qui vibre sous le doigt.

Enfin, ce que le médecin recherche le plus souvent, quand il se trouve en présence d'une lésion organique du cœur, ce qui pour lui a une importance capitale, c'est l'état du ventricule gauche ; d'autres fois l'hypertrophie de ce ventricule, sans lésion valvulaire, éclaire singulièrement le diagnostic et éveille l'idée d'une lésion rénale. Eh bien, la plupart du temps la percussion ne lui donnera que des résultats incertains, par cette bonne raison, que le ventricule gauche ne répond anatomiquement qu'à une petite étendue de la paroi thoracique, et qu'il n'occupe dans la région précordiale qu'un espace de 2 centimètres environ, suivant la ligne oblique qui le termine à gauche. La matité obtenue sera presque exclusivement celle de ventricule droit : le praticien sera ainsi privé d'un élément précieux de diagnostic.

J'arrive maintenant à une objection que l'on ne va pas manquer de me faire ; on me dira : il y a deux espèces de percussion :

> *a*, la percussion faible ;
> *b*, la percussion forte.

La première nous donne une première zone de matité, matité qui est absolue et qui correspond exactement à la portion du cœur qui est en rapport avec la paroi ; la seconde nous donne une deuxième zone de matité, ma- tité qui est relative et qui correspond à la portion du cœur cachée sous le bord antérieur du poumon ; or il ré- sulte de ces deux façons de percuter, que l'on peut pren- dre une idée très approximative et souvent même très exacte du cœur.

Cette objection a certainement du bon ; il est positif que, dans une main exercée, ayant une vieille pratique technique, la double percussion donne des résultats pres- que satisfaisants. Mais quelle sûreté de main ne faut-il pas pour arriver à pouvoir dire avec certitude ! Là s'arrête la matité absolue, là finit la matité relative ? Je crois que bien peu de médecins trouveront le procédé bien prati- que. Et enfin, il est incontestable que les objections que j'ai faites à la théorie de la percussion en général, peu- vent être formulées pareillement, même contre cette mé- thode plus parfaite de la double percussion ; il sera tou- jours difficile de distinguer, à droite et en bas, le son du cœur et celui du foie, qui se continuent sans intervalle ; on pourra toujours rencontrer un estomac distendu par des matières solides, ou inversement rempli de gaz, et la détermination de la limite rigoureuse entre les deux viscères sera toujours sujette à caution. Gerhardt, cité par Friedreich, a bien conseillé d'appuyer fortement avec un doigt sur le sternum, pour empêcher ce dernier d'entrer en vibration et de masquer les parties du cœur qui lui sont sous-jacentes, mais malgré l'autorité de Friedreich, je crois que c'est là un procédé plus théorique que pratique.

On peut voir, d'après ce que nous venons de dire, que
la méthode de la percussion peut, entre des mains très
exercées, donner des résultats souvent à peu près scienti-
fiques, lorsqu'on se met avec soin à l'abri des nombreuses
causes d'erreur qu'elle entraîne avec elle ; mais qu'elle
ne constitue point un procédé suffisamment simple, rigoureux, à la portée de tous ; elle ne peut nous servir à
tirer des conclusions toujours exactes touchant le volume
du cœur ; enfin la plupart du temps elle ne nous indique
qu'une seule chose : quels sont les rapports respectifs des
poumons avec le cœur. Cette notion ne saurait nous suf-
fire.

Est il besoin de discuter maintenant cette question, à
savoir, si l'atrophie du cœur peut être décelée par la percussion ? Je crois que c'est là un problème scientifique
assez peu intéressant, vu la rareté relative de l'atrophie
cardiaque et sa faible importance en clinique. Je me bor-
nerai donc à citer, à ce sujet, l'opinion de Friedreich, qui
dit : « Les atrophies du cœur ne peuvent jamais être re-
connues par la percussion, même avec un faible degré de
certitude. »

CHAPITRE II

Les diverses objections que j'ai tenté de faire à la méthode de la percussion ont été faites évidemment il y a longtemps. Il était impossible, pour peu que l'on voulût mettre de rigueur à son diagnostic, de ne pas s'apercevoir de sa réelle insuffisance. Aussi, a-t-on dû essayer bien souvent, je crois, de compléter par un autre procédé les notions plus ou moins exactes fournies par la percussion seule. Chaque praticien a dû se faire quelques idées là-dessus, et ériger son petit système de perfectionnement, si je puis m'exprimer ainsi. Deux médecins ont fait connaître les notions spéciales qu'ils avaient acquises à ce sujet, ce sont MM. Baccelli, de Rome, et Constantin Paul, médecin des hôpitaux de Paris.

La cardiométrie de Baccelli est basée :

1° Sur la connaissance préalable de la mensuration du cœur.

2° Sur la connaissance de certains points anatomiques fixes ;

3 Sur la percussion.

La première de ces bases est la plus importante ; à la

suite de plusieurs centaines d'observations, l'auteur est arrivé à cette proposition générale : Le cœur représente un triangle équilatéral, dont les côtés rectilignes sont inscrits dans les courbes marginales du viscère. De là cette conséquence importante : *la notion de la longueur d'un des côtés fournit d'emblée la longueur des deux autres.*

Les points anatomiques fixes sont :

1º Le bord gauche de la veine cave ascendante, au niveau du bord droit de l'appendice xiphoïde ;

2º Le bord gauche de l'artère pulmonaire, au niveau de la troisième articulation synchondro-costale gauche ;

3º L'appendice de l'oreillette gauche qui surmonte la ligne marginale du ventricule homonyme et se trouve à un demi-pouce environ du bord gauche du sternum ;

4º Enfin le bord droit de la veine cave descendante au iveau de la ligne parasternale droite à la troisième articulation synchondro-costale.

La percussion n'est employée que pour la détermination du bord inférieur du cœur.

Les prémisses posées, voici le procédé d'application (voir la figure, page 49).

Au niveau du bord droit de l'appendice xiphoïde on recherche, par la percussion pratiquée de bas en haut, le point précis où la résonnance de l'estomac fait place à la matité du cœur ; ce point est marqué sur le sujet avec un crayon dermographique (sur la figure, point *a*) ; c'est ce point qui répond exactement, dans la profondeur, au bord gauche de la veine cave inférieure ; cette veine ayant en général un diamètre transversal d'un pouce, son bord droit peut être figuré, grâce à cette donnée, avec une aproximation suffisante (sur la figure, nº I). Cela fait, on procède à la recherche de la pointe du cœur qui est facilement déterminée, soit par la palpation, soit par la percussion, puisque encore ici la résonnance stomacale apparaît immédiatement au-dessus de la pointe ; le point est marqué comme les précédents (lettre *b* de la figure) ; si l'on joint par une ligne droite le point *a* au point *b*, on aura la ligne transversale inférieure du cœur, qui appartient toujours et totalement à l'observateur, parce qu'elle n'est pas recouverte par le poumon : c'est l'unité de mesure pour les autres côtés du triangle équilatéral. Cette ligne ne représente cependant pas directement le bord inférieur du cœur ; c'est une ligne droite inscrite comme corde dans l'arc de cercle que forme le bord curviligne de l'organe ; c'est à la percussion à déterminer la courbe qui correspond à cette ligne droite (sur la fig., lettre *e*).

Une fois que l'on est en possession de cette ligne, l'opération ne présente plus de difficulté, car le cœur *ventriculaire* étant équilatéral, et l'appendice auriculaire gauche correspondant exactement à la limite supérieure du ventricule gauche, il est clair que la distance est la même du bord gauche de la veine cave ascendante à la pointe du cœur, que du bord gauche de cette même veine à l'appendice auriculaire gauche, et que de la pointe de l'organe à ce même appendice. Conséquemment, pour déterminer la position de l'extrémité de cet appendice, il suffit de marquer sur le plessimètre une longueur égale à *a b*, et de porter l'instrument à partir du point *a* en haut et à gauche vers la troisième articulation synchondro-costale gauche, de telle sorte que le point terminal de la longueur *a b* vienne tomber à un demi-pouce du bord latéral gauche du sternum ; ce point répond préci-

sément à l'appendice auriculaire gauche et au bord gau -
che du faisceau artérioso-veineux (lettre c' de la figure).
— A ce point est la limite supérieure de la matité cardiaque. Le troisième côté du cœur est donné par la jonc-
tion du point c' au point b; mais cette ligne droite est
inscrite elle aussi dans l'arc de cercle marginal du viscère.

L'auteur donne maintenant des détails que je ne veux
pas transcrire, pour arriver à déterminer l'épaisseur du
faisceau artérioso-veineux de la base du cœur (artère
pulmonaire, aorte, veine cave).

Le reste de l'opération a pour but de révéler la situation respective des quatre cavités et des orifices auriculo-
ventriculaires; c'est la partie la plus utile et la plus ori-
ginale de la méthode.

Du point a, on tire une ligne $a\,h$ vers l'articulation
scapulo-claviculaire gauche, et du point b une autre ligne
$b\,h$, vers l'articulation scapulo-claviculaire droite; ces
deux lignes se coupent au point o. L'observation démontre pour lignes les rapports suivants :

La ligne $b\,h$ partage le cœur en deux moitiés, l'une
antéro-inférieure qui comprend l'oreillette et le ventricule droits, l'autre postéro-supérieure, qui renferme le
ventricule et l'oreillette gauches.

Cette ligne $b\,h$ sort du plan cardiaque en un point n
qui indique l'insertion de la veine cave descendante dans
l'oreillette droite à un demi-pouce au-dessus du point n;
mais dans la même verticale est le commencement du
bord droit du faisceau artérioso-veineux.

Cette ligne $b\,h$ correspond en bas à la cloison inter-
ventriculaire et en haut à la cloison interauriculaire.

Le point d'insertion *o* des lignes *b h* et *a k* marque le *centrum cordi*.

La grande ligne *a k* sort du plan cardiaque au-dessous de l'appendice auriculaire (lettre *d* de la figure).

Elle reproduit la division du cœur, suivant l'idée de Morgagni, du cœur ventriculaire, et du cœur auriculo-vasculaire.

La ligne *b h* coupe la ligne *a c'* au point ω, et divise le triangle équilatéral primitif en deux triangles secondaires *a ω b*, et *b ω c'*. Si dans le premier de ces triangles on fait partir des points *a* et ω deux droites concourant l'une vers l'autre, au point *p'*, le petit triangle *a p' ω* représente la position de la valvule tricuspide. — De même si dans le triangle supérieur, *b ω c*, on tire des points ω et *c'* deux droites concourant au point *p*, la figure ω *p c'* indique la situation de la valvule mitrale.

Telle est la méthode cardiométrique de Baccelli, — méthode beaucoup plus brillante que pratique, quoi qu'en pense le professeur Jaccoud qui la préconise dans la *Gazette hebdomadaire*. — Examinons-la de près, et voyons si elle mérite toute la considération qu'on réclame pour elle.

Que fait Baccelli, avant tout ? Il détermine le siège et l'étendue de la ligne transversale inférieure du cœur, c'est-à-dire la situation du bord droit ventriculaire. Une fois ce bord délimité, il peut arriver rapidement à dessiner sur la paroi thoracique l'aire du cœur ventriculaire, puisque ce dernier, ainsi qu'il est admis anatomiquement, affecte la forme d'un triangle équilatéral à côtés curvilignes. Or, comment l'auteur s'y prend-il pour obtenir sa base, son unité de mesure ?

Eh bien, on peut déjà affirmer que, sur les deux points de repère qu'il indique, l'un, le premier, est souvent comme impossible à déterminer. En effet, le point *a*, dit Baccelli, s'obtient par la percussion de bas en haut, au niveau du bord droit de l'appendice xiphoïde ; on arrive à trouver, en effet, le lieu d'intersection de deux lignes ; l'une, la ligne xiphoïdienne , l'autre, la ligne indiquant la limite du cœur et des organes voisins. Mais si la première de ces lignes est facile à trouver, si elle est fixe et précise, il n'en est plus du tout de même de l'autre. M. Jaccoud, qui préconise la méthode de Baccelli, a le soin de formuler lui-même cette objection. Il fait remarquer avec raison que la percussion ne peut guère révéler le point précis où le son stomacal fait place à la matité cardiaque ; il ajoute même que cette détermination peut parfaitement faire défaut lorsque le lobe gauche du foie, s'avançant au delà de l'appendice xiphoïde, masque la limite supérieure de la sonorité stomacale.

Pour nous, qui avons, dans une critique générale, condamné déjà la méthode de la percussion en tant que méthode rigoureuse, nous ne pouvons qu'approuver l'objection précédente. Mais là où nous différons totalement d'avis avec le savant professeur de Paris, c'est lorsqu'il déclare un peu plus loin que la méthode de Baccelli n'est pourtant pas stérile dans les cas de ce genre, parce que, dit-il, ce même point *a* est un *point anatomique fixe*, et qu'on peut le trouver très approximativement, en se reportant simplement au sommet de l'échancrure que forme l'appendice xiphoïde avec le rebord costal (dans la profondeur, bord gauche de la veine cave ascendante). Cela est très bien admissible, nous le concédons à M. Jaccoud, mais à quoi cela nous avance-t-il d'avoir toujours sous la main ce fameux point *a*? Comment se fait-il que l'on veuille absolument mesurer, au moyen de points de repère fixes, un organe aussi mobile que le cœur? Il est clair que lorsqu'on aura affaire à une hypertrophie pure et simple de l'organe, lorsque la pointe seule se sera abaissée et portée en dehors, la construction du triangle ventriculaire, basée sur la nouvelle commune mesure, *a b*, sera bien acceptable, et le clinicien acquerra sans doute par ce moyen, une notion satisfaisante du volume du viscère.

Mais le cœur, il ne faut pas l'oublier, est un organe essentiellement mobile. Suspendu à l'extrémité des gros vaisseaux artériels et veineux, couché sur le diaphragme, ses rapports varient beaucoup plus qu'on ne semble le croire en général. Non seulement ils peuvent changer suivant que le viscère augmente ou diminue de volume, mais encore à la suite de la dilatation des gros vaisseaux, de la pneumatose de l'estomac, du gonflement du foie, des ascites, des épanchements pleuraux, soit gazeux, soit liquides, de l'emphysème, de la sclérose des poumons. Eh bien, je le demande, ne sont-ce pas là autant de causes d'erreur pour le clinicien qui chercherait dans les points de fixité que nous avons étudiés, des points de repères, pour établir le volume de l'organe et la situation respective des viscères? J'insiste beaucoup sur ce point, parce qu'il est très important au point de vue clinique. J'ai entendu bien souvent, soit dans ses enseignements cliniques, soit dans ses cours officiels (année 1878), mon excellent maître, le professeur Bondet, s'élever contre les vieilles idées que l'on a eues jusqu'ici au sujet des déplacements du cœur. Cet organe, en effet, ne se déplace pas seulement par sa pointe, en pivotant sur sa base, mais bien souvent par un mouvement de translation en masse, et de sa pointe et de sa base. J'aurai l'occasion, dans la suite de ce mémoire, de rapporter une observa-remarquable à ce sujet, observation d'un malade chez lequel, à la suite d'une pneumatose considérable de l'estomac, le cœur refoulé en haut et à droite était venu se caser transversalement derrière le sternum, la pointe dans le 2ᵉ espace gauche, le claquement sigmoïdien dans le 2ᵉ espace droit.

Mais il s'agit de conclure et d'en finir avec le procédé Baccelli. Notre tâche de critique est facile maintenant. Le professeur de Rome s'appuie sur des points de repère fixes, donc son procédé est défectueux. Et si cette affirmation paraît un peu sévère, le lecteur va juger lui-même et d'une façon tout à fait péremptoire, s'il veut bien me suivre un instant sur le vrai terrain où se jugent, en médecine, toutes les questions en litige, sur le terrain clinique. Je vais prendre un exemple :

Voici un malade tuberculeux, atteint depuis longtemps d'un hydro-pneumo-thorax du côté droit. La plèvre droite, distendue par l'air, a refoulé insensiblement le cœur en dehors, c'est-à-dire à gauche et en bas. Examinons le thorax de ce malade et mesurons le volume du cœur au moyen du procédé de Baccelli (V. la figure).

Soit A, le point de repère xiphoïdien ; M la position du mamelon correspondant au siège normal de la pointe. Admettons maintenant que le ventricule, au lieu d'occuper sa position normale primitive O M, soit descendu en se portant légèrement en dehors, et soit venu se placer suivant O′M′. D'après Baccelli, nous construirons le triangle ventriculaire de la façon suivante. Nous mesurerons la ligne AM′ et nous porterons sur le plessimètre, à partir du point A, une longueur égale à AM′, en haut et à gauche vers la 3° articulation synchondro-costale gauche, de telle sorte que le point terminal de cette longueur vienne tomber à un demi-pouce du bord latéral gauche du sternum ; le point O, qui répond, aux yeux du professeur, à l'appendice auriculaire gauche, et pour nous à peu près à la valvule sigmoïde, ce point O, dis-je, sera le sommet du triangle AOM′, et en rendant curvilignes les bords de ce triangle, nous aurons le triangle ventriculaire de Baccelli. Le cœur est notablement hypertrophié. Et cependant, rien de plus faux. En effet, le point M, la pointe autrement dit, s'est bien abaissée. mais le point O s'est abaissé d'autant, il est venu en O′ : or c'est ce qu'il est impossible de voir avec le procédé de Baccelli, et c'est là justement son défaut capital. Le cœur s'est abaissé, mais il n'a nullement augmenté de volume. Lorsque nous aurons exposé la méthode du professeur Bondet, nous choisirons à dessein le même exemple, et nous verrons combien est différent le triangle obtenu, quelle autre idée on peut se faire dans ce cas particulier d'accroissement apparent de volume du cœur.

Mais je veux encore donner un exemple bien plus probant, s'il est possible.

On sait que dans les maladies du cœur droit caractérisées par l'hypertrophie et la dilatation des cavités, la pointe se rapproche du sternum, tandis que le viscère prend surtout son accroissement de volume dans le sens de la largeur. Or, que va-t-il arriver, avec la méthode de Baccelli ? Construisons notre triangle par la pensée. La pointe s'étant rapprochée du point fixe A, la ligne A M' va se trouver singulièrement courte, et si notre triangle doit être équilatéral, nous obtiendrons forcément une aire ventriculaire fort petite. Or, nous aurons commis là une grosse erreur, puisque la base n'a point bougé, que la pointe seule s'est déplacée, et que le cœur, loin d'avoir un petit volume, est au contraire hypertrophié. Que l'on ne vienne pas me dire que la percussion dans ce cas-là viendra éclairer les recherches, et démontrera à droite de l'appendice xiphoïde une matité anormale. Outre le peu de confiance que l'on doit avoir sur les données de la percussion, nous n'envisageons en ce moment qu'un procédé théorique, celui de Baccelli, et, ainsi que nous le savons, cet auteur nous a appris que ce point est un point fixe.

En résumé, pour toutes ces raisons, c'est-à-dire à cause :

1° De la difficulté pratique, ou même de l'impossibilité de déterminer le point A ;

2° Du défaut capital de la méthode qui consiste à s'appuyer sur des points de repère fixes pour déterminer les variations de volume d'un organe essentiellement mobile ;

3° A cause des erreurs que l'on commet forcément en se servant, pour construire le triangle ventriculaire, d'une base essentiellement factice :

Nous rejetons le procédé de Baccelli. Conçu par un esprit original, il ne comporte pas avec lui la rigoureuse exactitude d'un procédé qui doit donner chaque jour au clinicien de si précieuses notions. Et cette insuffisance de la méthode, qui pèche par les prémisses, est d'autant plus regrettable que dans la deuxième partie de son exposé, Baccelli nous donne certainement le moyen le plus ingénieux et le plus séduisant que l'on connaisse pour déterminer la situation respective des quatre cavités et des orifices auriculo-ventriculaires.

L'année dernière, au Congrès international pour l'avancement des sciences, M. Constantin Paul a exposé un nouveau procédé pour les mensurations du cœur. Je vais me permettre de l'examiner à son tour. Mais je regrette de n'avoir sous les yeux autre chose qu'un compte rendu bien écourté. J'ai appris, grâce à l'obligeance de M. Constantin Paul lui-même, que son Mémoire n'avait point encore été tiré à part. Je serai donc obligé de me contenter des quelques indications que donnent à ce sujet, la *Revue Scientifique* de 1878, et le *Traité de Pathologie et de Clinique médicale* de MM. J. Teissier et Laveran.

Voici ce que l'on peut lire dans la *Revue scientifique* du 7 septembre 1878 ;

« M. Constantin Paul reproche d'abord aux procédés anciens de prendre comme guide la seule percussion, ce qui peut induire en erreur, puisque la matité du cœur se confond avec celle du foie.

« Pour arriver à son procédé, l'auteur a recherché quels étaient les rapports exacts du cœur avec la paroi antérieure de la poitrine; il a constaté que les points fixes étaient la veine cave inférieure immobilisée par le diaphragme, ce qui n'est signalé nulle part, et la veine cave supérieure. La pointe répond à la sixième côte ou au cinquième espace intercostal, à huit centimètres de la ligne médiane. Quant au mamelon, c'est le plus mauvais point de repère qu'on puisse imaginer, même chez l'homme. Dans les cas d'hypertrophie cardiaque, le bord droit du cœur reste toujours à la même place, c'est la pointe qui se porte sur la gauche en descendant un peu par suite du poids du cœur. »

Il est regrettable que ce compte rendu de la *Revue scientifique* soit aussi peu explicite ; on ne se rend pas du tout un compte exact des idées théoriques de M. C. Paul en cette maigre analyse. Aussi suis-je obligé d'emprunter au traité de MM. Teissier et Laveran des explications indispensables et que j'y suis heureux d'y trouver (page 656). M. Constantin Paul, pour déterminer l'étendue du triangle cardiaque, propose les trois points suivants :

1° Ligne de démarcation entre la sonorité pulmonaire et la zone de matité perçue par la percussion sur le bord droit du sternum (cette ligne correspond à la base du cœur) ;

2° Distance séparant le point où bat la pointe de la ligne médiane;

3° Ligne de matité indiquant la limite supérieure du foie, organe sur lequel le bord droit et antérieur du cœur repose directement. »

Telle est la nouvelle méthode cardiométrique de M. C. Paul. Obligé d'en faire l'examen critique, j'avoue que je suis, de prime abord, fort embarrassé, car il suffit de lire attentivement l'un après l'autre les deux comptes rendus analytiques, pour voir que non seulement ils diffèrent dans la forme, mais encore dans le fond.

D'après la *Revue scientifique*, l'auteur repousse la percussion comme pouvant trop facilement induire en erreur,
et il s'attache à indiquer quels sont les points de repère
fixes qui marquent, à l'état normal, les rapports du cœur
avec la paroi thoracique. D'après ce que l'on peut lire, au
contraire, dans l'ouvrage de MM. Teissier et Laveran,
sur les trois lignes constituant le triangle ventriculaire,
deux sont déterminées par la percussion, la ligne de la
base et la ligne du bord droit et antérieur.

Dans tous les cas, quelle que soit l'opinion que l'on se
fasse sur cette théorie, on peut toujours, il me semble, lui
faire des objections également fondées. L'auteur s'ap-
puie-t-il sur la percussion ? nous savons ce que vaut cette
méthode, nous n'y reviendrons plus. Veut-il se servir
de la percussion et des points de repère fixes tout à la
fois ? nous lui ferons encore un reproche connu : il est
impossible de se baser sur des points fixes pour juger les
variations de volume, et surtout des déplacements d'un
organe mobile. Si le cœur s'abaisse ou se déjette dans un
sens ou dans l'autre, à quoi serviront les deux points fixes
de la veine cave inférieure et de la veine cave supérieure ?
Le déplacement de la pointe ne nous indique pas toujours,
nous l'avons vu, quel est le volume exact du cœur. L'élément absolument nécessaire et indispensable, nous pouvons le dire par anticipation, c'est un point de repère
pris sur le cœur lui-même ; dès lors, quel que soit le
déplacement, quelle que soit la configuration nouvelle de
l'organe, nous pourrons toujours le suivre et le mesurer
à notre gré. Ce nouvel élément, c'est le claquement
sigmoïdien.

CHAPITRE III

La notion du choc sigmoïdien pulmonaire remonte
déjà à quelques années. Autant que j'ai pu en juger
par les recherches bibliographiques que j'ai faites à
ce sujet, c'est Friedreich vers 1870, qui en a le premier fait mention. Il a très bien observé le phénomène,
et le décrit avec une exactitude parfaite. « On a souvent
l'occasion, dit-il, dans la palpation de la base du cœur,
au bord sternal gauche, à hauteur du lieu d'insertion
du deuxième espace intercostal ou du troisième cartilage
costal, de percevoir un phénomène qui peut être comparé
à la *sensation d'un choc court*, lequel aurait lieu dans
la profondeur du thorax. Si l'on applique la main sur le
point indiqué de la base du cœur, tandis qu'avec les
doigts de l'autre main on explore le choc du cœur, on se
convaincra facilement que le phénomène indiqué appartient à la diastole, alterne avec le choc du cœur, et ne
peut par conséquent être considéré que comme *un ébranlement communiqué à la paroi thoracique externe par
l'occlusion des valvules pulmonaires.* » Friedreich forti-
fie encore son opinion par ce fait que le choc sigmoïdien

coïncide exactement avec le second bruit pulmonaire, et
que ce choc correspond exactement au point où l'orifice
de l'artère pulmonaire est adossé derrière la paroi thoracique. Enfin il fait remarquer, avec raison d'ailleurs,
que dans les conditions normales, le choc ne peut être
perçu, à cause de l'interposition d'une partie du lobe pulmonaire supérieur. Si on le perçoit, c'est que :

1° Ou bien les conditions de propagation sont deve-
nues plus favorables ;

2° Ou bien le choc a considérablement augmenté d'intensité.

Dans le premier cas le lobe pulmonaire supérieur inter-
posé est densifié par l'infiltration tuberculeuse ou par
l'inflammation (pneumonie) ;

Dans le second cas, il faut admettre des troubles de la
circulation dans le cœur gauche, ou des obstacles à la
circulation dans le poumon (tubercules) ; d'où stase dans
l'artère pulmonaire, augmentation de la pression sanguine, et enfin choc sigmoïdien plus énergique.

On voit par cet exposé aussi fidèle que possible, que
Friedreich a tiré du fait clinique qu'il avait si bien mis
en lumière, des conclusions toutes différentes de celles
qu'en a tirées le professeur Bondet. Il n'est nullement
question dans son ouvrage du choc sigmoïdien pris
comme point de repère pour la mensuration du ventricule
gauche. Quoi qu'il en soit, ses idées théoriques se sont
propagées, et les cliniciens admettent parfaitement aujourd'hui l'importance de l'exagération du second bruit
artériel dans le diagnostic de la phtisie pulmonaire.
Friedreich a donc eu l'incontestable mérite de signaler
le premier à l'attention des cliniciens un signe nouveau

et précieux ; il en a tiré certaines conclusions pratiques ;
nous allons voir qu'un autre médecin, un Allemand encore, en a tiré de nouvelles. Je veux parler de Guttmann.

Voici d'abord comment cet auteur nous décrit le phénomène dans son traité du Diagnostic :

« Dans le deuxième espace intercostal, dit il, tout près
du bord sternal, on peut percevoir une pulsation cir-
conscrite qui se produit un peu après le choc précordial ;
dans les cas où ce phénomène apparaît avec une grande
netteté, il suffit d'appuyer un doigt au niveau de la pointe
du cœur et un autre sur le point indiqué, pour apprécier
ces soulèvements alternatifs de la paroi thoracique. Cette
pulsation, diastolique, alternant avec le choc de la pointe,
appartient à l'artère pulmonaire ; elle est due au choc
du courant sanguin contre les valvules sigmoïdes de l'artère pulmonaire, *consécutivement à l'hypertrophie du
ventricule droit, et se manifeste le mieux sur des sujets
jeunes et amaigris;* la propagation de cette pulsation à
la paroi thoracique se trouve favorisée par la *rétraction
du bord gauche antérieur du poumon* déterminée par
l'hypertrophie ventriculaire ; d'où il résulte que l'artère
pulmonaire se trouve immédiatement en rapport avec la
paroi thoracique. De plus, comme ce soulèvement par choc
valvulaire n'est possible qu'avec l'existence d'une hypertrophie notable du ventricule droit et qu'une pareille
hypertrophie ne peut être déterminée que par une *lésion
mitrale*, il est évident que ce phénomène est un signe
d'insuffisance mitrale et de rétrécissement de l'orifice
auriculo-ventriculaire gauche. La pulsation est d'autant
plus forte que l'hypertrophie du ventricule droit est plus
intense. »

Pas plus que Friedreich, Guttmann n'a su mettre à profit le phénomène du claquement sigmoïdien; il diffère avec lui dans l'interprétation, mais en somme tous deux ne voient dans ce signe qu'un élément nouveau pouvant servir au diagnostic de telle ou telle lésion pulmonaire ou cardiaque. Je ferai toutefois remarquer en passant que les assertions de Guttmann, ne doivent, ce me semble, être admises qu'avec une certaine réserve. Nous, en effet, qui avons constaté si souvent le choc sigmoïdien, nous n'avons nullement fait cette remarque qu'on le trouve toujours chez des sujets atteints de lésions mitrales, et, partant, d'une hypertrophie du ventricule droit. Nous verrons, en exposant le procédé cardiométrique du professeur Bondet, que le signe en question est loin d'avoir toujours, je dirai même d'ordinaire, une signification aussi particulière.

Mais nous voici arrivés à l'exposé de la méthode clinique de mensuration du cœur, qui est le but véritable de notre modeste travail.

Nous dirons comment il faut rechercher le choc sigmoïdien; quelles sont les conditions les plus favorables pour le percevoir avec facilité; comment des expériences cadavériques en ont vérifié l'exactitude. Nous démontrerons sa réelle utilité en clinique, et nous donnerons, à titre d'exemple, quelques observations recueillies dans le service du professeur Bondet.

EXPOSÉ DU PROCÉDÉ

Il y a bien une dizaine d'années que le Dr Bondet emploie journellement ce procédé dans son service de l'Hôtel-Dieu. Le traité de Friedreich n'avait point encore paru. Du reste, comme ces deux maîtres, partis tous deux et à leur insu du même fait clinique, sont allés aboutir tous deux à des conclusions tout à fait dissemblables, il ne peut être nullement question ici de priorité dans la revendication de telle ou telle méthode.

Quoi qu'il en soit, l'exposé de la théorie de M. le Dr Boudet n'a jamais été publié ; elle a été consignée avec soin dans le petit bagage scientifique de tous ceux qui ont eu l'avantage d'assister aux enseignements cliniques de ce professeur, ou à ses leçons à la Faculté de Lyon, mais ce Mémoire est le premier qui en relate l'histoire complète.

Ce que je vais écrire n'est donc que le résumé de la doctrine du maître ; c'est le résultat de sa profonde expérience que je vais m'efforcer de divulguer ; ce sera rendre mes assertions plus autorisées que des les placer directement sous son patronage.

Le claquement sigmoïdien est produit, ainsi que nous l'ont très-bien appris les physiologistes, par le choc de l'ondée sanguine sur les valvules sigmoïdes de l'artère pulmonaire. Comme cette artère est très-superficielle et qu'elle touche légèrement en avant la paroi thoracique, dans les cas ordinaires du moins, il n'y a rien d'étonnant à ce que l'ébranlement produit par le choc du sang sur les valvules tendues se transmette directement à la paroi, et par conséquent à la main appliquée sur cette dernière. Est-il toujours possible de le percevoir ? Oui, dans l'immense majorité des cas. Certaines conditions spéciales peuvent seulement empêcher de le constater par la palpation. Ces conditions fortuites sont les suivantes :

1° Une abondance exagérée de tissu adipeux chez les individus chargés d'embonpoint, chez les femmes d'un certain âge. On comprend alors que le choc valvulaire ne puisse se transmettre que fort imparfaitement à travers ce véritable coussinet graisseux qui sépare la main du point mis en vibration.

2° La présence d'une lame pulmonaire plus ou moins étendue et *emphysémateuse*. C'est la cause la plus fréquente parmi celles qui mettent obstacle à la nette perception du choc sigmoïdien. On sait qu'à l'état normal, les deux poumons laissent entre eux un espace triangulaire, à sommet supérieur correspondant aux gros vaisseaux cardio-pulmonaires, à base inférieure mesurée par la largeur du sac péricardique. On sait aussi que, même normalement, l'un ou l'autre poumon empiète souvent sur le domaine du cœur, vient recouvrir plus ou moins ce viscère, diminuant par ce fait l'aire du triangle dont il a été question. Or ce fait du rapprochement des deux bords pulmonaires est classique dans l'emphysème, qui occupe précisément et principalement les bords antérieurs de ces organes. On comprend dès lors sans peine le rôle que doit jouer l'interposition d'une lame pulmonaire distendue par l'air, entre la valvule sigmoïde et la paroi. Inutile de dire que le phénomène inverse se produira, lorsque le poumon sera densifié pour une cause quelconque, et principalement par infiltration tuberculeuse.

3° La péricardite avec épanchement, puisque le péricarde forme une gaîne complète, commune à l'aorte et à l'artère pulmonaire et que le liquide épanché entre les

deux feuillets va séparer l'artère de la paroi du thorax ;
la péricardite sèche, qui, à cause des frottements et des
adhérences qu'elle produit, amène des modifications
dans la transmission du claquement. J'avoue qu'il est difficile de donner dans ce cas en particulier, une explication bien plausible ; on ne peut guòrc faire que des hypo-
thèses. Dans tous les cas, je donne le résultat de l'observation que l'on fait au lit du malade, et rien de plus.

Le claquement sigmoïdien est donc presque toujours
perceptible. Quel est le point de la paroi thoracique où
on doit le chercher d'ordinaire ? Je dis avec intention d'*ordinaire*, car son siège n'est pas fixe en réalité ; il dépend
évidemment de la situation du cœur lui-même, et c'est
précisément parce qu'il trahit à coup sûr les déplacements
de cet organe que sa recherche est si précieuse. Nous
pouvons avancer dans tous les cas (et notre indication
sera très-souvent suffisamment précise), nous pouvons
avancer, dis-je, que le lieu du choc sigmoïdien se trouve
dans le 2ᵉ espace intercostal gauche, à sa partie la plus
interne, vers le bord supérieur du 3ᵉ cartilage costal.

Comment faut-il maintenant chercher à percevoir ce
choc ? Car il ne faut pas s'imaginer qu'il soit toujours extrêmement facile de le trouver ; il est incontestable au
contraire qu'il faut souvent une très grande habitude
pour ne pas commettre une erreur très-préjudiciable au
diagnostic, et qu'il faut donner à la main exploratrice
une véritable éducation. Hâtons-nous de dire toutefois,
pour prévenir des découragements trop prompts, que la
recherche du claquement artériel est presque toujours
facile, précisément dans les cas où le médecin est le plus
intéressé à la faire, par exemple dans les cas d'hyper-

trophie ventriculaire. Alors en effet, non seulement le cœur hypertrophié a repoussé à droite et à gauche les bords des deux poumons, et a rendu plus intime le contact du vaisseau avec la paroi thoracique, mais encore les conditions de la pression sanguine sont parfois modifiées, il y a plus de tension qu'à l'état physiologique, et, pour toutes ces causes réunies, le choc artériel devenu plus violent, est transmis et perçu avec plus de force.

Dans beaucoup de cas, au contraire, il faut s'entourer d'une foule de précautions ; et il est nécessaire de se placer dans certaines conditions particulièrement favorables. C'est ce que nous allons essayer d'expliquer.

Tout d'abord, nous parlerons de la situation du malade.

Le malade doit être couché ; on peut l'examiner indifféremment soit dans le décubitus horizontal, soit dans la station assise, le dos appuyé sur l'oreiller. Il ne m'a point paru que le claquement fût plus facile à sentir en faisant fortement incliner le tronc du sujet en avant. On procède ensuite à la palpation du thorax en localisant ses recherches à la région précordiale, et tout d'abord naturellement au niveau du foyer ordinaire du claquement. C'est avec la paume de la main, étendue sans raideur, que l'on doit sonder le terrain. La pulpe des doigts doit intervenir un peu plus tard pour bien préciser le siège du claquement, lorsqu'on s'est bien rendu compte avec la main du point où la vibration de la paroi atteint son maximum d'intensité. On éprouve alors une sensation toute particulière, et avec laquelle on se familiarise rapidement : c'est une sensation de choc léger, de frottement rapide alternant avec le choc de la pointe. Quelquefois toute la région précordiale est ébranlée par les battements du viscère ; il faut alors savoir distinguer l'ébranlement général communiqué à toute la paroi, le mouvement d'expansion systolique qui s'étend plus ou moins loin tout autour du centre de la région du cœur, du choc, faible mais brusque et nettement circonscrit du claquement artériel diastolique.

Une condition des plus heureuses peut encore favoriser l'observateur dans ses recherches ; cette condition est la suivante : c'est que le malade fasse trois ou quatre fortes inspirations suivies d'expirations profondes, et qu'il s'arrête ensuite quelques secondes dans l'expiration la plus complète possible. On comprend qu'à ce moment le thorax, énergiquement abaissé, s'applique plus fortement sur l'artère pulmonaire et rende plus facile la transmission du choc à la paroi. C'est là une précaution qu'il ne faut jamais négliger, surtout dans les cas embarrassants.

Je me hâte de dire, en outre, que le médecin a encore sous la main un moyen aussi simple que rigoureux de contrôler l'exactitude des données que lui a fournies la palpation. En effet, c'est au niveau du choc sigmoïdien que se trouve le maximum du bruit artériel [diastolique ; l'existence simultanée de ces deux signes au même point, enlèvera les derniers doutes que l'on pourrait avoir encore.

Nous avons donc là, pour le procédé que nous exposons, un moyen clinique de vérification. Or, il en est un autre qui n'est pas pratique, il est vrai, mais que je suis heureux de pouvoir fournir, pour rendre absolument indiscutable la valeur de la méthode. Je veux parler de la vérification cadavérique.

Eh bien, cette vérification a été faite, non pas une fois entre autres et comme incidemment, mais bien des fois et à dessein. Il y a à peine quelques semaines que j'ai été témoin de l'une de ces expériences cadavériques, faite par le professeur Bondet lui-même, avec toute la rigueur désirable et sous les yeux de ses élèves. Je voudrais en donner la relation complète ; mais à cette époque, je ne songeais pas à faire du procédé qu'il s'agissait de vérifier le sujet de ma thèse inaugurale : je ne pris pas de notes. Mais je puis encore, par le souvenir, donner une idée de ce qui fut fait. Il s'agissait d'un homme atteint d'une vieille néphrite avec hypertrophie considérable du cœur. La veille de sa mort, le docteur Bondet marqua au crayon dermographique, en se guidant sur le claquement sygmoïdien, le point qui devait correspondre au sillon auriculoventriculaire, et le point précis des battements de la pointe. A l'amphithéâtre, on enfonça, aux places marquées, deux aiguilles suffisamment fines et longues. Or, après que la paroi antérieure eût été enlevée avec soin, on put constater que, des deux aiguilles, l'une effleurait la pointe, et l'autre l'artère pulmonaire juste au niveau de la valvule sigmoïde elle-même.

L'hypertrophie considérable du cœur, hypertrophie qui portait surtout sur le ventricule gauche, avait été *mesurée* pendant la vie, et l'autopsie cadavérique vint parfaitement confirmer les notions fournies par l'examen clinique. Ce n'est là, il est vrai, qu'un fait isolé, et je n'ai pas eu l'occasion, depuis que j'ai entrepris ce travail, d'en observer d'autres ; mais, comme je l'ai déjà dit, le professeur Bondet avait recherché bien souvent la vérification de son procédé sur le cadavre ; il a constamment réussi ;

aussi est-ce sur son incontestable autorité que je m'appuie surtout en ce moment.

Nous savons maintenant ce que c'est que le claquement sigmoïdien, nous en connaissons le siège le plus ordinaire, nous savons le rechercher en nous entourant de toutes les précautions désirables ; voyons donc quelle est son utilité et quelles notions nouvelles il va nous fournir dans l'examen clinique du cœur.

1° Le claquement sigmoïdien sert à mesurer le ventricule gauche

Comment cela ? La façon de procéder est d'une simplicité remarquable, et nous sommes loin des tâtonnements de la percussion, des incertitudes du procédé Baccelli. En effet, une fois que l'on a parfaitement fixé avec la main d'abord, et la pulpe des doigts ensuite, le point précis du choc artériel, il suffit de faire une marque à ce niveau, puis d'aller à la recherche de la pointe. Or la distance comprise entre le point précis où bat cette dernière et la marque qui a été faite, cette distance mesure la hauteur ventriculaire. Il est toutefois une cause d'erreur à éviter : lorsqu'on examine un cœur humain et les vaisseaux qui émergent de sa base, on constate en sectionnant l'artère pulmonaire à la hauteur de ses trois valves, que ces dernières ne correspondent pas précisément comme situation à la base des ventricules, mais qu'elles se trouvent environ à un centimètre plus haut. Pour être aussi précis que possible il faudra donc, en prenant la hauteur ventriculaire, tenir compte de ce fait anatomique, et retrancher de la mesure obtenue un centimètre environ, ou bien, ce qui revient au même, placer le niveau du claquement un centimètre plus bas que ne l'indique le point précis du choc.

Une question se présentera naturellement à l'expéri mentateur : quelle hauteur faut-il trouver à la ligne qui mesure la longueur ventriculaire, pour être fondé à affirmer l'hypertrophie ? Il nous suffira, pour répondre, de rappeler quelle est la hauteur moyenne du ventricule gauche : cette hauteur est de 8 centimètres à 8 centimètres et demi. Mais hâtons-nous de dire que cette mesure ne peut avoir la rigueur d'une donnée mathématique. Ce n'est point parce qu'on trouvera chez un malade une hauteur ventriculaire égale à 9 centimètres, par exemple, qu'on pourra catégoriquement affirmer l'hypertrophie. Il est évident que ce signe a le plus souvent besoin d'être corroboré par les autres signes de l'hypertrophie ventriculaire ; mais enfin dans les cas douteux, on aura là un élément précieux pour affirmer et préciser le diagnostic ; comme aussi, d'autres fois, ce sera le premier signe qui mettra le médecin sur la voie, et lui permettra de dénoncer une affection à sa naissance. Qui ne reconnaîtra que l'hypertrophie du ventricule gauche, coïncidant avec des symptômes de dyspepsie chronique, avec des névralgies et des céphalées plus ou moins fréquentes, éveillera tout de suite dans l'esprit du médecin l'idée de néphrite chronique interstitielle, alors même que l'albuminurie ferait défaut au moment de l'examen ?

2° Le claquement sigmoïdien sert à délimiter les diverses parties du cœur

Nous avons vu que, soit par la méthode de la percussion, soit par l'ingénieux procédé de Baccelli, il était impossible, bien souvent, de se rendre compte de la situation des diverses parties du cœur par rapport à la paroi thoracique. Avec le procédé que nous essayons de préconiser, il n'en est plus de même : quelle que soit la situation du cœur, dès l'instant que nous pouvons trouver le lieu des battements de l'artère pulmonaire d'une part, et le lieu des battements de la pointe de l'autre, nous avons toujours deux points de repère qui ne peuvent nous induire en erreur, puisqu'ils font partie intégrante l'un et l'autre de l'organe déplacé ou modifié dans sa forme. Par suite, si nous voulons avoir une notion aussi exacte que possible du volume des ventricules, nous n'aurons, nous aussi, qu'à construire un triangle. Notre base est toute trouvée : c'est la *hauteur* ventriculaire, que l'on peut tracer sur la paroi thoracique du malade ; puis, plaçant successivement aux deux extrémités de cette ligne le bout d'un ruban métrique, on décrit comme un arc de cercle avec une longueur égale à celle de la base, et le point d'intersection des deux lignes donne le sommet du triangle. Si maintenant, on veut d'une façon approximative figurer, à la place des lignes droites du triangle, les bords arrondis des ventricules, on aura exactement la configuration et le volume cherchés.

S'il est facile de délimiter d'une façon véritablement rigoureuse le triangle ventriculaire, il n'en est plus de même lorsqu'il s'agit de préciser la situation de la zone auricul ire. Cependant il est incontestable que, connaissant d'une façon si complète et si exacte la position des ventricules, nous pourrons, mieux qu'avec quelle autre méthode que ce soit, dessiner le schéma des oreillettes. Pour cela, nous n'avons à notre disposition aucun moyen bien sûr ; mais la percussion et la palpation réunies nous tireront souvent d'embarras : la palpation, nous indiquera le point où la main appliquée à plat perçoit les contractions des oreillettes, et la percussion nous donnera approximativement leurs limites, soit à gauche, soit surtout à droite du sternum. L'inspection des jugulaires et la présence ou l'absence de pouls veineux nous donneront encore de nouveaux et précieux renseignements sur l'état probable de ces cavités.

A la rigueur, nous pourrions nous représenter avec une certaine exactitude la configuration des oreillettes, et cela d'une manière fort simple. D'après ce que nous apprend Baccelli, si l'on prend, sur la paroi thoracique, un point situé à la hauteur de l'appendice xiphoïde et à 1 centimètre de son bord droit, on se trouve, dans la profondeur, au niveau du bord gauche de la veine cave inférieure ; ce point est fixe, puisque la veine est immobilisée par le diaphragme. En second lieu, si l'on marque à 1 centimètre ou 1 centimètre et demi du bord droit du sternum, et dans le deuxième espace droit, si l'on marque un deuxième point, on aura, dans la profondeur, le niveau du bord droit de la veine cave descendante. En joignant par une ligne courbe à convexité tournée à droite, ces deux points fixes, on aura un schéma représentant assez fidèlement la ligne marginale de la zone auriculaire. Et remarquons que le cœur *pourra se déplacer* sans que pour cela nos points de repère soient modifiés ; le premier est fixe ; et, quant au second, nous en suivrons pas à pas les déplacements, puisque nous savons à quelle distance il doit se trouver du claquement sigmoïdien, et que ce dernier nous est toujours accessible. Cette distance mesure environ 4 c.

3° Le claquement sigmoïdien sert à préciser les divers déplacements du cœur

C'est ici que le procédé du professeur Bondet montre sa grande supériorité sur toutes les autres méthodes cardiométriques ; c'est ici que l'on pourra le mieux comprendre combien est grande sa précision et quelles grosses erreurs il empêche de commettre. Et, dussé-je me répéter, la chose se comprend à merveille. Si le cœur s'abaisse dans la poitrine ou s'élève pour une cause quelconque, et que l'on ne considère que le changement de position de la pointe, par rapport à un point de repère fixe, il est évident que si on veut construire le triangle ventriculaire, on arrivera à affirmer cette grosse erreur, que, dans le premier cas, le cœur s'est hypertrophié, que dans le second il a diminué de volume. Quelques exemples feront mieux comprendre encore.

OBSERVATION I
(Inédite)

Le nommé Frédéric P., âgé de 25 ans, tailleur de pierres, est couché au n° 21 de la salle Saint-Augustin, dans le service de M. le docteur Bondet. Il est tuberculeux ; de plus il est porteur depuis plusieurs mois d'un hydro-pneumo-thorax du côté droit. Quand on procède, chez lui, à l'examen du cœur, on trouve que le cœur est abaissé, qu'il a été refoulé en bas par l'épanchement gazeux contenu dans la plèvre droite. Et, en effet, au lieu de battre sur la ligne mamelonnaire et dans le cinquième espace, la pointe s'est abaissée, presque directement, il

est vrai, mais elle bat dans le sixième espace ; or, le claquement sigmoïdien a quitté, lui aussi, son siège normal : on le perçoit environ à un centimètre du bord sternal gauche et dans le troisième espace. La conclusion,
c'est que le cœur, comme il a été dit, s'est abaissé en totalité. Et si l'on veut savoir, au contraire, la notion que
l'on aurait obtenue dans ce même cas par le procédé de
Baccelli, il suffit de jeter un coup d'œil sur la planche
que nous connaissons déjà (fig. 2), et de comparer les
deux triangles AOM' et A'O'M'. Ces triangles représen-
tent, le premier, le schéma du cœur ventriculaire d'après
Baccelli, pour le cas qui nous occupe ; le second représente le schéma obtenu par le procédé du docteur Bondet. Dans le premier cas, on croit avoir affaire à un cœur
hypertrophié ; dans le second cas, on constate que le viscère a changé de place, mais que son volume est normal.

Il en est encore de même dans le cas suivant :

OBSERVATION II
(Inédite)

Auguste J., 30 ans, camionneur, entré le 20 mai 1879,
salle Saint-Augustin, n° 22. — Il est tuberculeux. On a
dès le moment de l'entrée, des signes cavitaires sous la
clavicule gauche. Le jour où on examine particulièrement sa région précordiale (15 juillet), on trouve le côté
gauche du thorax remarquablement affaissé ; cet affaisse-
ment s'explique par le retrait du poumon au niveau de la
caverne tuberculeuse, signalée au sommet gauche, caverne qui s'est cicatrisée ; et, en effet, les signes cavitaires
ont disparu à ce niveau. — Le claquement sigmoïdien est

perçu à deux centimètres du bord gauche du sternum, vers la troisième articulation synchondro-costale gauche, et la pointe légèrement déviée en dehors, bat au niveau du bord supérieur de la septième côte. On diagnostique un abaissement en masse du cœur. M. Baccelli eût trouvé une hypertrophie de l'organe.

4° L'existence du claquement sigmoïdien sert à démontrer que le cœur ne se déplace pas toujours par son segment inférieur seulement, mais qu'il est au contraire susceptible de se déplacer en masse

On admet, en général, que lorsque le cœur se déplace, il ne subit pas un véritable mouvement de translation, mais que la pointe et le segment de la pointe, pivotant autour de la base, se déplacent seuls tantôt à droite, tantôt à gauche. Ce n'est, je crois, que dans les cas d'épanchements énormes dans la plèvre gauche, que l'on a admis la possibilité pour le cœur de perdre entièrement ses rapports. L'observation suivante, empruntée à M. Guéneau de Mussy[1], montre bien quelles idées règnent à ce sujet.

OBSERVATION III

« Sujet russe, 50 ans, atteint depuis 15 ans d'un épanchement pleurétique du côté gauche. A l'examen, le cœur est déplacé ; sa pointe, repoussée en dehors du mamelon *droit*, a décrit un mouvement de rotation autour de sa base ; de telle sorte que le cœur n'a pas subi un

[1] *Clinique médicale*, I, 659.

mouvement de propulsion, qui l'aurait repoussé en masse, mais il a pivoté autour de son point fixe, constitué par l'aorte et par les vaisseaux pulmonaires.... »

Tels sont les termes mêmes employés par M. Guénau de Mussy, telle est l'opinion de ce savant professeur, dans ce cas si remarquable de déplacement du cœur. Eh bien, malgré l'autorité de ce maître, on a peine à croire que dans ce cas le cœur n'ait pas été réellement repoussé en masse ; et il ne faut pas s'étonner que l'on ait pu soutenir l'opinion contraire, car le critérium faisait défaut. Aujourd'hui, le claquement sigmoïdien permet de trancher la question, et voici en quelques mots une observation qui démontre combien le cœur se déplace avec facilité, et quelles faibles causes peuvent souvent amener ce résultat.

OBSERVATION IV

(Inédite)

Joseph J., 58 ans, cultivateur, entre le 5 mai 1879, salle Saint-Augustin, n° 45, service de M. Bondet. Cet homme est atteint d'une insuffisance mitrale, avec hypertrophie générale du cœur, il est de plus albuminurique.

Lorsqu'on examine le thorax, on trouve en avant et à droite une matité presque absolue, qui commence à la 3e côte et va se continuer avec celle du foie ; à ce niveau, on perçoit avec une netteté remarquable le choc sigmoïdien, et plus bas, les contractions violentes des oreillettes. La pointe est fortement élevée ; elle bat vers la partie interne du 4e espace gauche ; la hauteur ventriculaire mesure 13 centimètres. Il résulte de cet examen que non seulement le cœur est hypertrophié, mais encore qu'il a basculé, et qu'il s'est élevé en masse, pour venir se placer en travers, derrière le sternum. Pas d'emphysème, pas d'épanchement pleurétique.

Pourquoi le cœur a-t-il été refoulé, chez ce malade, à la fois à droite et en haut ? Une pneumatose stomacale énorme a pu seule expliquer au docteur Boudet un pareil déplacement ; l'examen, et là surtout, la percussion de l'estomac, rendaient en effet l'explication entièrement plausible.

Bien que l'autopsie du malade n'ait pu être faite, je n'hésite pas à considérer cet exemple comme démontrant d'une façon extrêmement évidente ces deux choses : 1° le cœur peut se déplacer souvent en totalité ; 2° le choc sigmoïdien nous renseigne seul sur la position exacte du viscère déplacé.

5°. Le claquement sigmoïdien pulmonaire
lorsqu'il se distingue du claquement sigmoïdien aortique
est un excellent signe
pour le diagnostic de la dilatation de l'aorte

Cette assertion est tellement évidente *a priori*, qu'elle n'appelle aucune explication. Normalement, en effet, on sait que les deux claquements artériel et pulmonaire sont isochrones, et que leurs deux bruits se confondent à l'auscultation. Or, supposons que l'aorte se dilate et se porte plus ou moins en dehors de l'artère pulmonaire ; il arrivera un moment où le maximum des deux bruits cessera d'être perçu par l'oreille au même point, et le clinicien, armé du stéthoscope, aura ainsi trouvé un élément précieux pour le diagnostic de la dilatation aortique.

CONCLUSIONS

1° Il est extrêmement difficile, souvent même impossible, par la percussion, de se rendre un compte exact des variations de volume du cœur et de ses déplacements.

2° Le Dr Baccelli de Rome a donné un procédé cardiométrique certainement très ingénieux, mais qui ne saurait être accepté ni en théorie ni en pratique. Il essaye de délimiter exactement le triangle ventriculaire. La base du triangle équilatéral qu'il construit n'est autre qu'une ligne menée de la pointe du cœur à un point de repère fixe établi sur la paroi thoracique. Nous avons démontré que le triangle ventriculaire construit sur une pareille base ne donne nullement, dans l'immense majorité des cas, une idée exacte de la configuration réelle du cœur.

3° Tous les procédés de cardiométrie qui sont basés sur les déplacements de la pointe du cœur par rapport à certains points de repère fixes, sont par le fait même inexacts.

4° Le professeur Bondet se rend compte des variations de volume et des déplacements du cœur, en prenant ses points de repère sur cet organe lui-même. Les deux points de repère sont : d'une part le lieu des battements de la pointe ; d'autre part le lieu des battements sigmoïdiens de l'artère pulmonaire. La distance qui sépare ces deux points mesure avec une exactitude rigoureuse *la hauteur du ventricule gauche*.

5° La hauteur ventriculaire peut servir de base pour la construction d'un triangle équilatéral qui donnera exactement la situation et le volume du cœur.

INDEX BIBLIOGRAPHIQUE

LAENNEC (1819). — *Traité de l'auscultation médicale et des maladies du poumon et du cœur.*

CORVISART, *Encyclopédie des sciences médicales* (Vol. Cœur, Phtisie, p. 39).

AVENBRUGGER (1760). — *Nouvelle méthode pour reconnaître les maladies internes de la poitrine, par la percussion de cette cavité,* traduite et commentée par Corvisart.

BOUILLAUD (1846). — *Monographie médicale,* t. IV.

Gazette hebdomadaire de médecine et de chirurgie, 22 mai 1878.

J. TEISSIER et LAVERAN. — *Traité de pathologie clinique,* p. 654

Revue scientifique, 1878.

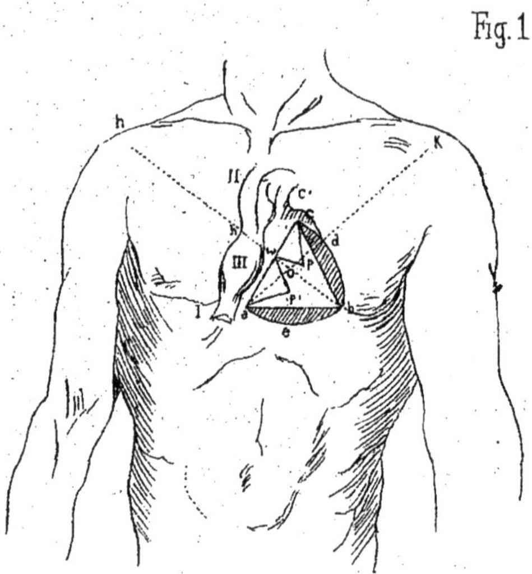

Fig. 1

Procédé Baccelli.

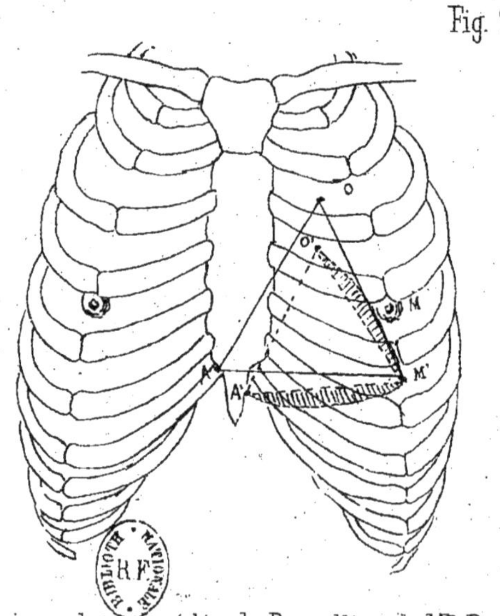

Fig. 2

Comparaison des procédés de Baccelli et de Mr Bondet:
construction des deux triangles ventriculaires sur le thorax.